Albert VILAR

... la défense
de
...nne Médecine

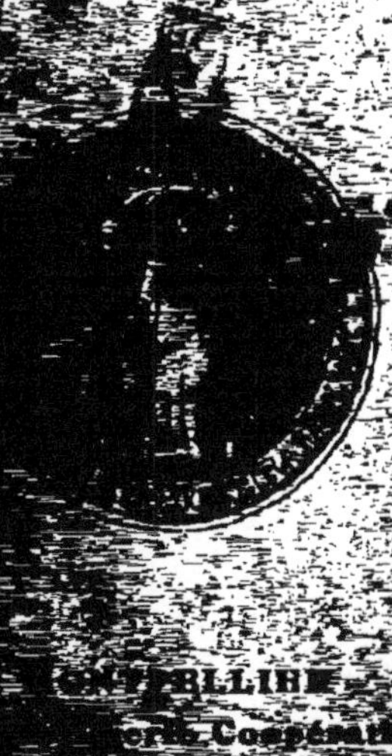

...ONTPELLIER
...erie Coopérative Ouvrière
... de Boutonnet
...923

Adresse de l'Expéditeur :
Dr Albert VILAR, Villa de Bellevue,
LONGWY (France, Meurthe-et-Moselle)

Pour la défense de l'Ancienne Médecine

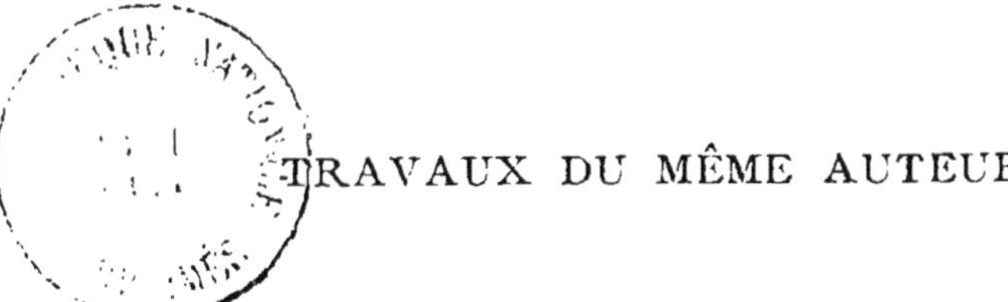

TRAVAUX DU MÊME AUTEUR

Hors commerce :

Essai sur l'Ecole de Montpellier et la Médecine contemporaine (Thèse inaugurale), Montpellier 1910. — (*Id.*, Supplément, Montpellier 1919).

La Gamme Majeure, des Physiciens aux Musiciens, Alais 1918.

Remarques sur les lois proposées au sujet des distances des planètes et des satellites, Alais 1919.

Chez Jouve et Cie :

A propos de Doctrines Médicales. — Conceptions d'hier, idées d'aujourd'hui, 1921.

Notes sur les distances des planètes au Soleil, 1923.

Albert VILAR

Pour la défense de l'Ancienne Médecine

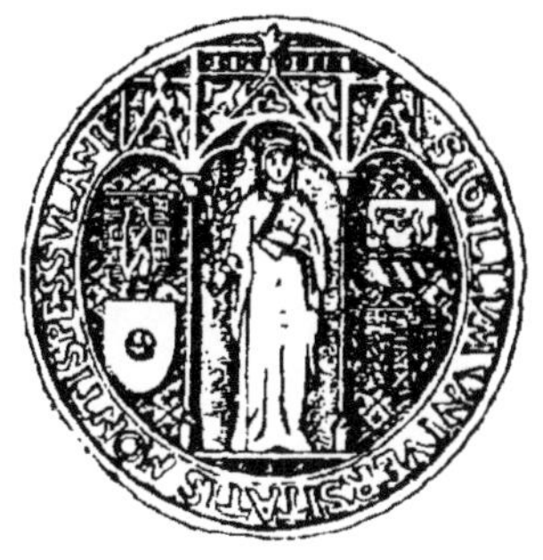

MONTPELLIER
« L'Abeille », Imprimerie Coopérative Ouvrière
14, Avenue de Toulouse, 14

1923

A Monsieur VIRES

PROFESSEUR A LA FACULTÉ DE MÉDECINE

DE MONTPELLIER

« ... *Et la gloire de Barthez parut plus grande, car il lui prêtait sa jeunesse.* »

(L'Etudiant, *Compte rendu de la leçon inaugurale du cours de thérapeutique.*)

Nous donnons ici, sous la forme où elles furent originairement conçues, quelques pages destinées à un de nos grands quotidiens régionaux. De sévères appréciations du professeur Richet, que nous y avions lues dans les derniers jours de 1922 à propos du centenaire de Pasteur, et où la médecine antépastorienne était un peu trop maltraitée à notre gré, nous en ont donné l'idée. Nous avons pensé devoir nous faire l'avocat de la défunte aïeule souvent trop durement jugée, et réclamer pour elle au moins une déférente indulgence.

Nos confrères voudront bien, étant

donné la destination première de ces pages, ne pas s'étonner de la présence de quelques détails un peu déplacés dans un travail qui s'adresserait spécialement à eux. Nous avons dû dire à la fois moins et plus : omettre bien des choses et glisser d'autre part, occasionnellement, de brèves explications, de courts renseignements qui seraient plus que singuliers dans une étude médicale. Au reste, la forme primitive n'a pu être conservée ; elle ne s'adaptait guère au cadre *d'un journal politique, et offrait en premier lieu l'inconvénient d'une trop grande longueur. Aussi n'est-ce que profondément remanié et presque réduit de moitié que cet article fut adressé au* Petit Marseillais *où il parut, le 19 mars 1923, sous le titre :* Essai de réhabilitation de l'ancienne médecine. *Nous avions dans ce remaniement fait à peu près complètement disparaître tout caractère de réponse.*

Malgré cette réduction sensible, nécessitée par les circonstances, nous avons d'ailleurs pu dire encore tout l'essentiel et nous devons au Petit Marseillais, *qui voulut bien nous faire bénéficier, en vue de cette tâche réparatrice, de sa large diffusion, une réelle gratitude.*

Nous avons cru préférable de rendre ici à cet article son premier aspect.

Longwy, 30 mars 1923.

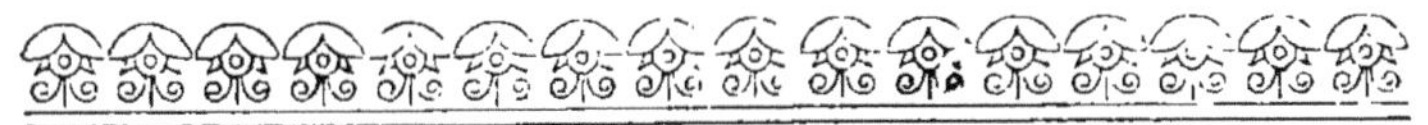

Pour la défense
de
l'Ancienne Médecine

Le centenaire récent de Pasteur vient d'appeler tout particulièrement l'attention sur l'étonnante transformation des idées médicales depuis ses immortels travaux et sur l'évolution formidable de certaines branches de la médecine. La médecine d'hier fait piteuse figure à côté de celle née des découvertes bactériennes ; bien des choses ont été écrites pour développer cette assertion, qui contient une part de vérité. Plusieurs d'entre elles, exagérément irrespectueuses du passé, ne nous semblent cependant pas rigoureusement exactes. Dans les critiques que l'on a faites de la médecine d'autrefois, on nous paraît témoigner quelque ingratitude à l'égard de cette vénérable aïeule, certainement pleine de préjugés et affligée de bien des ridicules, mais à laquelle nous devons au moins sur quelques points de sages « directives », comme on dit volontiers aujourd'hui.

Aussi avons-nous éprouvé quelque surprise, surprise même un peu attristée, lorsqu'un numéro du *Petit Marseillais*, parvenu jusqu'au milieu de neiges et de brumes bien éloignées de la charmeuse Méditerranée, nous a apporté — avec un souvenir de la lumière méridionale — les virulentes attaques, contre la vieille médecine, d'un de nos maîtres les plus éminents, le professeur Richet. M. Charles Richet est à nos yeux un des hommes qui honorent le plus, devant le monde, la France contemporaine, un des savants qui appartiennent le plus incontestablement à l'élite dans son sens le plus général et le plus noble ; il nous serait difficile de savoir ce que nous estimons le plus en lui, de sa supériorité scientifique ou de sa haute conscience. Il ne nous en est que plus pénible de le voir attaquer ce qui nous est cher, surtout lorsque nous jugeons profondément imméritée sa méprisante hostilité.

Il est à peu près inutile sans doute de dire tout d'abord que nous ne songeons pas une seconde à contester la grandeur de l'œuvre de Pasteur et l'immensité des progrès qu'elle a permis à la médecine. Mais de là à dénier toute valeur à la médecine antépastorienne, il y a loin, et nous trouvons cruellement injustes des affirmations telles que celles-ci :

« Il ne reste plus rien de la vieille médecine. — Tout le passé de la médecine a été anéanti. — Avant 1872, l'étiologie, c'est-à-dire la connaissance de la cause qui détermine les maladies, *était nulle*. — Sur l'origine des maladies, *on ne savait rien*, les légendes les plus absurdes circulaient. On croyait aux miasmes, au génie épidémique... On n'était pas loin de supposer un ange exterminateur. — Le vieil édifice médico-chirurgical élevé depuis vingt siècles a été démoli en vingt ans. » Les méthodes des médecins d'autrefois, voire d'hier, « prêtent à rire », « sont dignes de Thomas Diafoirus. Que ce soit Hippocrate,... Boerhaave,... Virchow, Trousseau, c'est toujours la même *incompréhension des choses de la médecine* » !

En affirmant qu'il ne reste rien de la vieille médecine, « sinon quelques descriptions ingénieuses et quelques observations pittoresques», M. Richet prévoit qu'il va causer à plusieurs médecins quelque peine. Mais, contrairement à sa pensée, cette peine n'est pas celle que l'on éprouve en présence d'une illusion détruite ; elle est bien plutôt celle que l'on ressent devant toute accusation contraire au bon droit. Nous regrettons de voir l'autorité de M. Richet, mise au service d'une mauvaise cause, donner un crédit considérable à des critiques aussi acerbes, pourtant très contestables.

Quand, d'autre part, il ajoute qu' «il n'y a pas aujourd'hui d'étudiant de première année qui n'en sache plus que n'en savaient Trousseau ou Virchow» on nous permettra de ne voir là qu'une boutade. Nous pourrions sans doute soutenir le contraire sans qu'aucun étudiant de première année y vît une offense sérieuse.

De ces assertions, qui nous ont presque douloureusement étonné sous la plume du probe Charles Richet, dont la sagesse critique et l'esprit de prudence scientifique sont admirables, et qui a déclaré lui-même que pour affirmer, au moins dans certains domaines, il fallait être *vingt fois sûr*, on n'attendra pas une réfutation approfondie qui demanderait un volume et ne pourrait s'adresser qu'aux médecins. Nous avons, ailleurs, tenté de l'esquisser (1). Ici, nous nous bornerons à quelques considérations très simples ; on nous excusera si leur enchaînement est parfois défectueux. Pour

(1) Dans l'*Essai sur l'Ecole de Montpellier* et, plus récemment, dans notre étude *A propos de doctrines médicales*.

les relier logiquement il faudrait trop de place et surtout des développements trop spécialement médicaux. Elles suffiront, je crois, à montrer qu'un plaidoyer pour la vieille médecine pourrait être soutenu et reposerait sur des bases solides.

Avant l'ère microbienne « on croyait aux miasmes », écrit M. Richet. C'est absolument exact. On était convaincu (comme on peut le lire, par exemple, dans un ouvrage du savant Boissier de Sauvages paru en 1768) que des égouts, des hôpitaux, des prisons, des camps, des cimetières, s'exhalaient des miasmes pestilentiels capables d'engendrer des maladies. Et comme on avait raison d'y croire ! puisque la bactériologie devait concrétiser, matérialiser sous la lentille du microscope ces miasmes délétères en leur enlevant seulement ce qu'ils avaient d'un peu mystérieux ! Les médecins d'alors distinguaient divers types d'éléments morbigènes, tels les virus, différents des miasmes ; ils parlaient aussi de *contages*, car la contagion leur était connue. La bactériologie l'a précisée, a grandi son importance, elle ne l'a pas révélée. En étudiant la malignité et la transmissibilité des contages on avait établi bien des propriétés indiscutables (1). Aussi connaissait-on déjà l'utilité de mesures hygiéniques en fait d'aération, de propreté, d'aménagement des cimetières : M. Richet le dit lui-même, ajoutant seulement : «qu'importent ces conseils fades ?» L'hygiène de nos prédécesseurs était insuffisante, soit.

(1) On pourrait d'ailleurs montrer que, sous des désignations parfois un peu étranges peut-être, comme celle de *génie épidémique*, avaient cours des notions souvent très justes résultant de sérieuses observations.

Mais là comme pour beaucoup d'autres points on a *complété* leur œuvre, on ne l'a pas *détruite*.

Bien avant 1872, les connaissances étiologiques étaient loin d'être nulles. Le miasme ne s'était pas objectivé en une algue microscopique, le microbe n'avait pas été saisi sur le fait, *vu*; c'est encore le cas pour plusieurs maladies. Mais les médecins d'une Ecole qui comptait, alors, parmi les plus fameuses d'Europe, celle de Montpellier (1), faisant preuve d'une clairvoyance prophétique et singulièrement méritoire, soutenaient, non sans avoir, il est vrai, à lutter âprement contre

(1) En 1870, il n'y avait en France que trois Facultés de Médecine: Paris, Montpellier et Strasbourg. Les rivalités doctrinales étaient très vives entre Paris et Montpellier.

des oppositions violentes, que la cause essentielle des entités morbides était *un agent spécifique* de chaque maladie, et non, comme le voulaient d'autres, une banale irritation, n'opérant des effets différents que par suite de variations d'intensité, de prédispositions vagues ou de localisations d'organe. Cet agent spécifique, jamais aperçu, était cependant considéré par les Montpelliérains comme certain, non en vertu d'une hypothèse gratuite, mais parce que l'observation clinique impartiale, interprétée par un raisonnement méthodique et soumis à une critique sévère, les faisait conclure à son existence. A côté de cette cause, la principale, bien d'autres, accessoires, entraient en jeu : froid, humidité, changements de saisons, toutes sortes de facteurs météorologiques trop oubliés ; d'autres encore : celles qui atteignaient l'organisme, excès divers, intoxications, état moral. Cette étiologie secondaire était connue et tout spécialement étudiée en ce qui concerne la météorologie. La maladie, au reste, était considérée comme un combat (conception très ancienne transmise à plusieurs écoles médicales), et tout ce qui touchait à l'un des adversaires, « *cause morbifique* » — aujourd'hui microbe — d'une part, malade de l'autre, était jugé important pour l'évolution et le pronostic de la maladie.

Or, au début de l'ère microbienne, par une illusion qui peut nous surprendre, mais qui n'est pas sans exemple, on relégua toutes ces notions au rang des contes de bonnes femmes, et on admit — chose moins étonnante, toutefois, alors qu'à présent — que, le passé rayé d'un trait de plume, une médecine entièrement nouvelle allait jaillir des découvertes bactériennes. De tous les facteurs étiologiques étudiés par nos aïeux, on s'acharnait à ne retenir que le moins bien connu d'eux, le facteur nouveau, le facteur à la mode. (Personnellement, nous nous rappelons fort bien avoir encouru de dédaigneux persiflages pour avoir admis que le froid pouvait provoquer des maladies !) Le microbe faisait tout le mal, suffisait à tout expliquer, et la thérapeutique envisageait cet idéal simpliste de se réduire à tuer le microbe.

Constatons tout de suite que, si elle n'a pas entièrement renoncé à ce but, d'ailleurs tentant, mais que nous croyons irréalisable dans plusieurs maladies (1), elle n'y est en tout cas pas encore parvenue.

(1) Nous avons naguère essayé de le démontrer (*A propos de doctrines médicales*).

Une réaction ne tarda pas à se produire. A Montpellier, où des traditions doctrinales sur lesquelles nous ne pouvons insister ici rendaient inévitable la résistance à la tendance nouvelle, les idées de la veille trouvèrent d'ardents défenseurs chez des maîtres respectés et regrettés, les Grasset, les Sarda, bien d'autres encore ; à Paris, dont les doctrines antérieures étaient, du reste, très différentes, le professeur Bouchard consacra de célèbres leçons à « réfuter l'erreur suivant laquelle la thérapeutique des maladies infectieuses consiste seulement à tuer le microbe », à dire l'importance de l'état de l'organisme et de ses réactions, à proclamer que, si la connaissance du microbe pouvait sembler suffire « dans les premières heures d'un enthousiasme juvénile », il ne fallait plus faire de difficulté « pour reconnaître que ce n'était plus suffisant » (1888-89).

Par une conséquence naturelle, l'intérêt des facteurs étiologiques secondaires revint en lumière. Les causes d'affaiblissement ou d'intoxication de l'organisme ont été, depuis, l'objet des plus attentives préoccupations; les causes occasionnelles, météorologiques, climatiques n'ont plus été niées; et, tout récemment, M. Widal et ses élèves aboutissaient à des conclusions très nettes au sujet du mécanisme de l'action du refroidissement.

La prophylaxie des maladies infectieuses, la pratique thérapeutique doivent beaucoup, elles aussi, à nos prédécesseurs. « C'est par la vaccination qu'on prévient la fièvre typhoïde », nous dit M. Richet.

Eh ! sans doute, nos aïeux ne vaccinaient

pas contre la typhoïde (1). Mais ce ne sont pourtant pas les modernes qui ont découvert la vaccination ! C'est encore de nos jours par la *vaccination jennérienne* qu'on prévient la variole : Jenner est tout de même assez antérieur à Pasteur ! Tous ceux qui, aujourd'hui, évitent la variole, le doivent bien à l'ancienne médecine ! Qu'on n'objecte pas, surtout, que c'est le hasard d'une observation qui a amené la découverte de la vaccination et que la vaccination antivariolique est chose un peu spéciale ; ces deux objections se détruisent, car c'est tout justement ce qu'elle a de spécial qui fut, en partie, simple décou-

(1) Encore est-il permis d'orienter ses préférences vers d'autres moyens prophylactiques ; ce serait là une question trop éloignée de celle qui nous occupe pour que nous l'abordions à cette place.

verte fortuite (1). La vaccination proprement dite date de 1796, mais, *auparavant*, on avait déjà tenté la *variolisation* qui

(1) Il ne convient pas, au reste, d'exagérer la part du hasard dans les grandes découvertes. Nous avions déjà écrit ces lignes lorsque nous eûmes le plaisir de lire dans le *Monde Médical* du 1er mars 1923 une intéressante chronique du docteur BOUQUET intitulée : *Sachons admettre le génie,* chronique où la pensée exprimée dans le titre était développée à l'aide de trois exemples : ceux, précisément, de PASTEUR et de JENNER et celui du physicien ROENTGEN, mort récemment. « C'est, écrit le docteur BOUQUET, un travers bien curieux de l'esprit humain qu'il ne saurait admirer sans réserves les grands hommes auxquels il rend hommage... » Et, après avoir consacré quelques lignes à PASTEUR, puis discuté le cas de JENNER, passant à la découverte de ROENTGEN, il demande très justement : « C'est cela qu'on appelle le hasard ? Comment se fait-il que les hasards de ce genre ne favorisent jamais les médiocres... ? » Les

était, elle, *beaucoup plus conforme au principe général des vaccinations.* Jen-

faits ne répondent, en général, qu'à qui sait les interroger.

Répétons encore à cette occasion que nous ne voulons aucunement (comme ceux que critique M. Bouquet) affecter de méconnaître les découvertes dont nous parlons incidemment ou nier leur importance, sous le prétexte inconsistant qu'avant même la naissance de leurs auteurs, des intelligences supérieures ou simplement observatrices et méthodiques avaient entrevu vaguement les réalités qu'ils devaient atteindre, démontrer irréfutablement ; — ou sous cet autre prétexte, assez faible aussi, que les travaux de nombreux précurseurs avaient préparé leur tâche. Nous prétendons seulement qu'on ne tombe point dans l'injustice contraire, aussi criante, de renier ces précurseurs, de dénigrer leur œuvre, de l'accabler de railleries, de s'obstiner à n'y voir que niaiserie et absurdité, de la proclamer détruite par ce qui n'en est peut-être qu'un admirable épanouissement.

ner, lui-même, avait pratiqué la variolisation lorsque son observation lui permit la substitution, au virus varioleux, d'un virus présentant moins d'inconvénients.

L'idée-mère de la vaccination est des plus anciennes : c'est la croyance à la réaction médicatrice de l'organisme, à l'effort curateur naturel. Des travaux tout contemporains font de sérieuses réserves — que nous croyons passibles de non moins sérieuses objections — sur la réalité de cet effort. Sans aborder cette discussion, nous pouvons dire que, quelles que soient les forces intimes en jeu, tout se passe comme si l'organisme, attaqué par une « *cause morbifique* » (pour employer l'expression de nos pères), travaillait à sa défense et luttait pour sa conservation. Et quelle application nette de cette idée de l'existence de l'effort médicateur naturel, idée vieille comme la médecine elle-même, soutenue par de grands médecins de toutes les époques, que d'attaquer un organisme par la « cause morbifique » pour l'inciter à faire lui-même les réactions qui le mettront en état de défense : ce en quoi consiste précisément la vaccination (1) !

En faisant de la vaccination antityphique, nous appliquons une idée *très ancienne*, et nous n'avons même pas le mérite d'en faire la première application, qui remonte *au moins* à la deuxième moitié du XVIIIe siècle !

Mais voici une typhoïde déclarée. Que ferons-nous ? Nos lecteurs peuvent se rassurer ; nous n'avons pas l'intention de faire un cours de médecine. Nous nous borne-

(1) La sérothérapie, essentiellement moderne, procède cependant des mêmes principes, dont elle est une application assez spéciale.

rons à quelques généralités très brèves, Ce qu'on peut constater d'abord, c'est que, comme dans beaucoup de maladies, l'idéal de la *chimiothérapie*, qui serait de donner au malade une sorte d'antiseptique sans danger pour lui et capable de stériliser son organisme, n'est pas atteint ; cette thérapeutique serait probablement d'ailleurs insuffisante : stériliser un organisme n'équivaudrait pas plus à lui rendre son intégrité que le fait d'anéantir un ennemi ou de le bouter dehors n'équivaut à reconstituer une nation en son état d'avant-guerre. La question n'a point encore d'intérêt pratique, puisque nous ne savons précisément pas anéantir l'ennemi de cette manière brutale, magnifique, totale ; nous ne resterons cependant pas inactifs pour cela.

Nous aurons bien des *indications* à remplir pour essayer de désintoxiquer l'organisme, d'aider à l'évacuation de produits toxiques ou même d'éléments infectieux, de modérer la température, manifestation de réactions utiles, mais qui peut elle-même devenir nuisible par ses excès, de stimuler et de soutenir l'organisme, de prévoir toutes sortes de complications, les dangers d'hémorragie, etc.

Nous n'oublierons pas un instant qu'il ne suffit pas d'agir sur l'intestin, que l'infection est essentiellement *générale*, le bacille existant dans le sang du malade; le laboratoire contemporain l'a prouvé. Oui, mais l'observation clinique l'avait prouvé avant lui. Il a apporté une démonstration plus décisive ; là encore, la bactériologie a fortifié l'œuvre de la veille au lieu de la détruire. On a cru le contraire, et, dans un oubli dédaigneux du passé, on a même affirmé à Paris, du haut d'une chaire professorale, que cette conception de la fièvre typhoïde comme infection générale était une nouveauté. Or Bérard, un des maîtres de Montpellier, avait bien antérieurement démontré la chose de façon péremptoire (nous devons avouer que, hors Montpellier, tout le monde n'acceptait pas ces idées pleines de sagesse) et déclarait que « *le miasme pénètre tous les organes par le sang qu'il infecte* »(1), énon-

(1) Les expressions de Bérard n'ayant pas exactement le sens que nous leur donnerions actuellement, spécifions que ses considérations concernent ce qu'il appelle *les* fièvres typhoïdes (ce terme étant pris dans son sens étymologique) : petit groupe de maladies au nombre desquelles se trouve en première ligne le *typhus* ; ce mot, chez lui, — comme encore en certains pays, — désigne la fièvre que nous nommons actuellement en

çant en cela, il y a exactement un siècle, ce qui devait devenir, avec un caractère de certitude plus fort, la vérité du vingtième... à la condition de changer le mot *miasme* par celui de *microbe*. (Ne disions-nous pas dès le début que les vieux maîtres étaient très heureusement inspirés dans leur croyance aux miasmes ?)

Revenons auprès de notre typhique. Nous avons signalé quelques-unes des nombreuses tâches particulières dont la nécessité sollicite notre action. Au milieu de leur multiplicité, nous sentons-nous un peu perdu ? Ce désordre demande-t-il un classement ? La conduite à tenir nous embarrasse-t-elle ? Il existe un plan capable de nous guider ; ce plan, dont nous ne sau-

France *typhoïde* et à laquelle nous réservons spécialement cette épithète dénominative.

rions parler ici, nous le trouvons dans l'analyse clinique de Barthez (1734-1806), le plus illustre des maîtres de l'Ecole de Montpellier, et de Bérard, revue et simplifiée sur plusieurs points. Dans les détails du traitement, nous avons sans cesse à appliquer des idées des vieux maîtres. Nous songerons à aider cet organisme dans sa lutte contre l'invasion de produits toxiques qu'il s'efforce de *détruire* ou d'*éliminer;* cette notion d'un effort de destruction de produits nuisibles se trouve chez beaucoup de médecins de jadis, notamment chez le célèbre Sydenham, qui vivait en Angleterre au XVIIe siècle ; il est vrai qu'il parlait de *matière morbifique* et que l'archaïsme du terme nous surprend (c'est ainsi que nous avons vu railler les *humeurs peccantes*, dont l'appellation vieillotte répond cependant à des idées très modernes). Si nous jugeons la diète nécessaire en raison d'un état général de profonde intoxication, si nous espérons d'un traitement par bains un effet diurétique, nous ne ferons qu'agir conformément aux avis que formulait le vieil Hippocrate lui-même, il y a deux mille trois cents années ! Et pour la manière de donner les bains, pour les conseils de détail, nous pourrions toujours trouver chez ce lointain ancêtre bien des indications bonnes à suivre. Hippocrate a employé les bains, dans certains cas, pour des affections bronchiques ; il a posé de sages principes de diagnostic et de pronostic pour les calculs vésicaux, les pleurésies purulentes, etc.

Mais à quoi bon chercher des exemples nouveaux ? Aussi bien se fait-il temps de terminer et de conclure. Nous avons, certes, dit fort peu par rapport à ce qu'il eût fallu dire. Nous souhaitons que ce peu puisse contribuer à rendre à la médecine d'hier, comme à celle du passé, les sympathies de quelques lecteurs, à les convaincre que tout, dans ce passé, n'est pas mort sans laisser de trace. Nous croyons aujourd'hui, — non sans une part d'orgueilleuse illusion ! — brûler les étapes ; nous sommes enclins à accuser nos prédécesseurs d'avoir piétiné sur place, ou d'avoir avancé de vingt pas en vingt siècles. Mais nous oublions volontiers que ce sont eux qui ont indiqué souvent la direction utile, tracé péniblement la voie et l'ont déblayée des premiers obstacles. Gardons-leur en quelque reconnaissance, et, si nous sourions parfois de leurs erreurs, que ce sourire ne soit pas celui de l'ironie, mais celui de la bienveillance.

INDEX

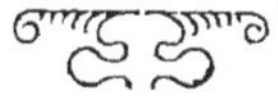

Fini d'imprimer
le 30 Juin 1923
par
« l'Abeille »
14, Avenue de Toulouse
Montpellier

www.ingramcontent.com/pod-product-compliance
Ingram Content Group UK Ltd.
Pitfield, Milton Keynes, MK11 3LW, UK
UKHW022148170726
13837UKWH00004B/1853

9 782329 179360